DES

EAUX MINÉRALES

DE

MONTBRUN.

(DROME)

ET DE LEUR ACTION

AU POINT DE VUE

PHYSIOLOGIQUE ET PATHOLOGIQUE.

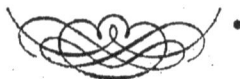

APT,

IMPRIMERIE & LITHOGRAPHIE DE J. S, JÉAN.

1862

DES

Eaux Minérales

DE MONTBRUN

[DROME]

ET DE LEUR ACTION

AU POINT DE VUE

PHYSIOLOGIQUE ET PATHOLOGIQUE.

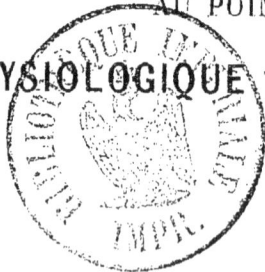

APT,

IMPRIMERIE ET LITHOGRAPHIE J.-S. JEAN,

1865.

DES EAUX MINÉRALES

DE MONTBRUN,

[DROME]

ET DE LEUR ACTION

au point de vue

Physiologique & Pathologique.

En présence des effets puissants que les eaux de MONTBRUN produisent sur l'organisme, des critiques de bonne foi leur ont souvent adressé le reproche d'être trop fortes. Comment disent-ils, ne pas s'effrayer des perturbations qu'elles apportent dans la vitalité de nos organes ; comment concilier un état d'éréthisme constant et général avec les conditions physiologiques nécessaires au fonctionnement régulier de toutes nos parties ?

Nous ne chercherons point à nier

cette force ; oui, les eaux de Montbrun
ont une force d'action qui n'a pas d'a-
nalogue dans nos latitudes; mais le fer,
l'iode, le mercure et le quinquina ont
une force aussi à nulle autre pareille,
et il n'est venu à l'esprit de personne
d'en faire une cause de proscription.
La force, c'est la vie : que peut-on at-
tendre d'une force négative, de l'iner-
tie enfin !

Est-ce à dire que ces Eaux soient
d'une innocuité parfaite et que tous
les malades puissent indistinctement
venir y chercher la santé ? Assuré-
ment non, et cette même force du
principe sulfureux qui opère des pro-
diges, doit être dirigée avec prudence
pour qu'elle ne s'égare ou qu'elle ne
dépasse le but qu'on se propose.

Si la physiologie était une vérité ;
si les sources de la vie nous étaient
manifestées et que Dieu nous livrât le
secret de la nature, il nous serait fa-

cile de déterminer d'une manière ri-
goureuse les modifications et les conditions nouvelles que les eaux sulfureu-
ses apportent dans nos organes; mais
ce *quid divinum* sera longtemps enco-
re l'objet de nos recherches et de nos
méditations, et l'expérience seule gui-
dera nos pas. Toutefois, si nous consi-
dérons l'action que les Eaux de Montbrun exercent sur l'organisme, nous
arriverons par induction et avec le se-
cours des idées généralement admises,
à des applications pathologiques que
justifie l'expérience de chaque jour.
Quelle est cette action ?

A l'intérieur les Eaux de Montbrun
agissent et s'administrent :

1º Comme altérantes ;

2º Comme sudo-diurétiques ;

3º Comme purgatives.

Comme altérantes, on les prend de
une à cinq verrées dans les 24 heures,

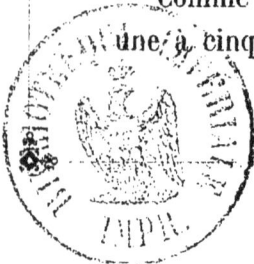

et ce mode d'administration, qu'on
pourrait appeler homéopatique, produit
des effets lents dans leurs manifesta-
tions, mais qui réagissent sur tous les
systèmes et se traduisent par une mo-
dification dans les fonctions générales.
Le traitement des diathèses rentre dans
cette catégorie.

Comme sudorifiques et diurétiques ,
elles s'administrent à la dose de cinq
à dix verrées. Ce mode d'emploi produit constamment une excitation de
l'appareil digestif, des organes cutanés
et génito-urinaire. L'appétit se fait vi-
vement sentir, les urines plus abon-
dantes déposent des sédiments variés,
et la peau, dont les pores sont large-
ment ouverts, présente un aspect hui-
leux et répand une odeur pétrolique.
En même, temps toutes les muqueuses
participent de l'éréthisme général. Dans
cette catégorie rentrent les dépurations,

les modifications organiques, les diathèses psorique et rhumatismale.

Comme purgatives, la dose est de
dix verrées et au-dessus, prises à peu
d'intervalle. C'est le traitement des em-
barras gastriques et intestinaux, des
dérivations et des obstructions.

Mais si les Eaux de Montbrun prises à l'intérieur exercent une influence appréciable sur l'organisme, les bains
produisent des effets bien autrement
sensibles. La première impression qu'on
éprouve en se plongeant dans un bain
tiède, consiste dans un sentiment d'op-
pression et de resserrement. Bientôt la
peau rougit légèrement et laisse per-
cevoir un picotement incommode. Alors,
la poitrine se dilate, l'inspiration se
prolonge en même temps que la cir-
culation augmente de force et de vites-
se. Un bien-être inconnu s'empare du
baigneur qui, en sortant de l'eau, sem-

ble déchargé d'un pesant fardeau. Tous ces symptômes se dissipent peu à peu ; la peau cependant reste onctueuse et sudorale, et l'éréthisme s'établit.

En s'arrêtant un instant sur l'action physiologique que nous venons de décrire, on comprendra tout le parti que la médecine peut se promettre de pareils effets, et les applications pathologiques en deviendront plus faciles. Mais nous ne devons pas perdre de vue que si la spécificité des Eaux de Montbrun se traduit directement dans l'herpétisme et le rhumatisme, l'action secondaire embrasse à peu près le cadre nosologique des affections chroniques. Quand la médecine hippocratique aura déblayé entièrement le terrain de l'école organicienne et que les pyrrhoniens ouvriront enfin les yeux à la lumière, peut-être serons-nous mieux compris en parlant de dépuration et de

diathèse. En attendant, nous laisse-
rons nos lecteurs sous l'impression
de la parole de M. Marchal (de Cal-
vi) :

« . . . . Mais de toutes les di-
« athèses, la plus commune, la plus
« générale, est la diathèse herpétique :
« c'est, plus crûment, la diathèse dar-
« treuse, si générale en effet que je
« ne connais presque pas de famille
« qui en soit complètement exempte ;
« seulement les signes ou manifesta-
« tions de cette diathèse sont très di-
« vers, *très-insidieux*. Quand la ma-
« nifestation herpétique a lieu à la
« peau, rien de plus simple ; mais
« quand elle se produit dans l'estomac
« sous forme de gastralgie ou de dys-
« pepsie, dans l'intestin où elle cause
« des troubles divers de la digestion ;
« dans la gorge où elle donne lieu à
« une angine très commune ; dans le

« larynx où elle produit le catarrhe
« avec enrouement ; dans la vessie et
« la matrice qui deviennent le siège
« de sécrétions anormales, etc., etc.,
« dans tous ces cas, on a de la peine
« à reconnaître l'influence de la cause
« générale ou diathésique. Un homme
« pourtant a mesuré le domaine im-
« mense de la diathèse herpétique à
« laquelle il a donné le nom de *pso-*
« *re* ; cet homme, qui a eu là une
« vue de génie, c'est HAHNEMANN. »

H. B.

ANALYSE DES SOURCES MINÉRALES DE MONTBRUN

(Drôme).

Extrait du Rapport fait à l'Académie Impériale de Médecine par M. O. HENRY, *membre de l'Académie de Médecine et chef des travaux chimiques.*

TEMPÉRATURE 40 DEGRÉS CENTIGRADES.

	PAR LITRE.	
	SOURCE DES ROCHES.	SOURCE DES PLATRIÈRES.
1° Degrés sulfhydrométriques.	31,02	18,04
Acide sulfhydrique en centimètres cubes. . .	27,54	13,04
	grammes.	grammes.
2° Sulfure de calcium. . . . . }	0,030	0,018
— de magnésium. . . . . }		
3° Sulfate calculés } de chaux.	1,050	1,400
Anhydres — }		
— — de soude.. . . . . . . }	0,370	0,400
— — de magnésie. . . . . }		
4° Bicarbonates de chaux . . . . }	0,300	0,360
— de magnésie. . . . . . . }		
5° Chlorure de sodium.. . . . . }		
— de calcium. . . . . }	0,380	0,355
— de magnésium. . . . . . . }		
6° Sel ammoniacal. . . . . }		
— de potasse. . . . . }	indiqués.	indiqués.
— iode. . . . . }		
7° Silice.. . . . . }		
Alumine.. . . . . }		
Phosphate terreux. . . . . }	0,060	0,070
Oxide de fer. . . . . }		
Matière organique bitumeuse. . . . . . /		
TOTAL. . .	2,190	2,603

COMPOSITION DE LA BOUE MINÉRALE,

Glairine, sulfuraire et sulfure de fer.

ANALYSE DES SOURCES MINÉRALES DE MONTBRUN

Par M. Georges Delvaux, chimiste de l'École Impériale des Mines à Paris.

	SOURCE DES ROCHES. grammes.	SOURCE DES PLATRIÈRES. grammes.
Acide carbonique libre et des bicarbonates.. . . .	0,086	0,072
— — et carbonates..	0,056	0,070
— chlorhydrique..	0,020	0,027
— sulfurique..	1,374	1,290
Silice, alumine, iode et oxyde de fer... . . .	traces.	traces.
Chaux...	0,920	0,860
Magnésie..	0,179	0,881
Potasse..	0,011	0,010
Soude...	0,141	0,150
Hydrogène sulfuré...	0,036	0,021
Sulfure de calcium..	0,064	0,040
TOTAL.	2,887	3,421

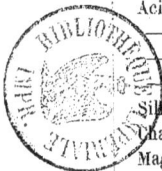

.

www.ingramcontent.com/pod-product-compliance
Lightning Source LLC
Chambersburg PA
CBHW050401210326
41520CB00020B/6409